AF211432

Herstellung und Verlag:
Books on Demand GmbH, Norderstedt

ISBN: 9783837077667

Hurra,
wir leben noch!

Und das, obwohl mit korrekter Regelmäßigkeit von Seuchen und anderem Quatsch im Essen berichtet wird.

Wen jucken da noch Vitamine? Pfh!

Und überhaupt, was soll man, darf man, muss man sich denn einverleiben, um einigermaßen frisch durchs Leben zu laufen?

Um das „Wirrwarr" mal ein wenig aufzudröseln, wurden viele Informationen gesammelt, erfasst und ohne „Fachchinesisch" für „Nicht-Experten" niedergeschrieben.

Dafür wurde der rote Faden bei den Vitaminen eingefädelt und Seite für Seite zum *Service-Heft für Happy-Energielieferung* „vernäht".

Welchem Muster das Inhaltsverzeichnis folgt, ist auf der nächsten Seite nachzulesen.

Inhaltsverzeichnis

Vitamine

Unter den Vitaminen gibt es wasserlösliche und fettlösliche „Kameraden".

() Wasserlösliche Vitamine:
werden mit Körperflüssigkeiten relativ schnell wieder ausgeschieden. Bei diesen Vitaminen kommt es daher gelegentlich zu Unterversorgungen, da eine sehr regelmäßige Zufuhr für die Bedarfsdeckung notwendig ist. Zudem steigt der Vitaminbedarf leicht an, wenn der Körper viel Flüssigkeit verliert, wie z.B. bei schweren körperlichen Arbeiten oder grippalen Infekten.

Ⓟ Fettlösliche Vitamine:
werden im Körper gespeichert. Bei „Mega-Einnahmen", (z.B. durch unsachgemäße Verwendung von Zufuhrpräparaten) sind Überdosierungen leicht möglich.

🏆 Alle „Vitamin-Kameraden"

sind Team-Player. Eine gute Aufstellung der Mannschaft sorgt stets für ein Top-Spiel.

Erfolgreiche „Heimsiege" können jedoch verhindert werden, wenn einige Vitamin-Kameraden im Überschuss vorhanden sind, oder wegen ständiger „Platzverweise" nicht zum Spiel auflaufen können.

[☹ ≷ Eine Zumutung! ≷ ☹]

Kapitel I

„Vitamin-Kameraden" im Detail

Vitamin C   -wasserlöslich-

Wichtig für:

- Abwehrkräfte
- Entgiftung
- Krebsvorsorge
- Zellenschutz
- Bindegewebe (Kollagenbildung)
- Eisenaufnahme

Mögliche Mangelerscheinungen:

Müdigkeit, erhöhte Infektanfälligkeit, schlechte Wundheilung, „chronisches Stimmungstief" Antriebsschwäche, Nasenbluten, Neigung zu Krampfadern, Bindegewebsschwäche, Neigung zu Blutergüssen, geschwollenes Zahnfleisch, Zahnfleischbluten, empfindliche Schleimhäute.

Vitamin C-Kurzmeldungen:

Vitamin C stärkt die allgemeine Abwehr, schützt vor feindlichen Angriffen durch krebserregende Stoffe und aktiviert den Zellstoffwechsel.

Außerdem werden andere Vitamin-Kameraden vor möglichen Zerstörungen durch Sauerstoff besser geschützt. Weiterhin wird die Aufnahme von Eisen erleichtert!

Das heißt: Vitamin C und Eisen bilden ein Top-Team und helfen gemeinsam der Folsäure auf die Sprünge!

Vitamin C ist allerdings etwas anfällig. Verluste drohen bereits durch Hitzezufuhr und „Vollbäder". Will man das Vitamin erhalten, sollte auf starkes wässern von Obst, Salat oder Gemüse, lange Kochzeiten, und dem Aufwärmen bereits gekochter Gerichte besser verzichtet werden.

Zufuhrpräparate: Ascorbinsäure kann den Zahnschmelz angreifen. Nachdem Vitamin C aus Lutschtabletten oder als Pulver (aufgelöst in Getränken) eingenommen wurde, sollten zur Sicherheit die Zähne geputzt werden.

Zu einer leichten Steigung des Vitaminbedarfs, wird in folgenden Fällen geraten:

- „Stress"
- Umweltbelastungen
- Alkohol- oder Nikotinkonsum
- Einnahme div. Medikamente

Empfohlener Vitamin C-Tagesbedarf:
- 100 mg / Für Raucher: 150 mg

Vitamin B1   -wasserlöslich-

Wichtig für:

- Energiegewinnung
- Nervensystem
- Wachstumsphase
- Förderung der Fruchtbarkeit
- Stillfähigkeit

Mögliche Mangelerscheinungen:

Kräfteschwund, Kopfschmerzen, Taubheitsgefühle in den Händen oder Füßen, geistige Erschöpfung, Konzentrationsprobleme, Muskelschwäche, Magenschmerzen, Verstopfungen, Appetitmangel, Beklemmungsgefühle, Nervenentzündungen, Schlafstörungen, Kurzatmigkeit, Herzbeschwerden.

Vitamin B1-Kurzmeldungen:

Mangelerscheinungen treten häufig auf. Schuld daran ist oft der bundesweit tätige „Mehl-Mob". *Dazu mehr ab Seite 75*

Vitamin B1 ist ein „Elite-Spieler". Gezuckertes, geschälter Reis, „Fast-Food" und Alkohol empfindet *er* als unzumutbar. Sind zu viele „Flaschen" aus der Billig-Truppe anwesend, verabschiedet sich Vitamin B1 vom Match.

Und empfindlich sind *wir* auch noch! Vitamin B1 mag weder lange Kochzeiten noch starken Lichteinfall (z.B. durch falsche Lagerung). Bei

Zugaben von Natron, Schwefel oder Sulfiten ist es ganz aus; Vitamin B1 haut endgültig ab! Die hochrangige Spiel-Teilnahme kann erst wieder erfolgen, wenn das Vitamin mit entsprechenden Nahrungsmitteln (oder evtl. mit Vitamin-Zusatzpräparaten) zugeführt wird.

Tipps zur Vitaminversorgung:

Die „Spielqualität" von Vitamin B1 verbessert sich durch ausreichend Folsäure, die 1a Pässe an den „Elite-Spieler" abgibt.

Vitamin B1 steckt vor allem sauber vertreten im Keim und in den Randschichten von Getreidekörnern. Durch Vollkornbrot kann die Vitaminversorgung optimiert werden.

Zu einer leichten Steigung des Vitaminbedarfs wird in folgenden Fällen geraten:

- Bei Leistungsstress
- Während der Wachstumsphase
- Während der Stillzeit
- Bei Einnahme der Pille
- Ab drei Tassen Kaffee oder schwarzem Tee täglich

Empfohlener Vitamin B1-Tagesbedarf:
- Frauen: 1,0 mg / Männer: 1,2 mg

Vitamin B2 *-wasserlöslich-*

Wichtig für:

- Entgiftungsarbeiten
- Energieproduktion
- Vitamin B6-Aktivierung
- Augenlinse, Haut, Schleimhäute

Mögliche Mangelerscheinungen:

Lichtempfindlichkeit, brennende oder gerötete Augen, Halsschmerzen, rissige Mundwinkel, schmerzende Zunge, aufgesprungene Lippen, raue oder juckende Hautstellen, Müdigkeit.

Vitamin B2-Kurzmeldungen:

Wer auf erfolgreiche Stoffwechselspiele (Fett, Eiweiß, Zucker) Wert legt, sollte unbedingt auf eine regelmäßige und ausreichende Vitamin B2-Versorgung achten.

Zum Dank für die Bedarfsdeckung werden dann (auch noch!) eine gesunde Haut und gesunde Schleimhäute gefördert.

Vitamin B2 verträgt Hitzeeinwirkungen relativ gut, ist dafür aber <u>sehr</u> lichtempfindlich. Lebensmittel sollten deshalb bereits beim Einkauf lichtgeschützt „vertütet" sein.

Eine gute Vitamin B2-Quelle ist Naturjoghurt! Warum? Darum: Naturjoghurt wird von vielen Leuten besser vertragen als (Voll-) Milch. Er ist sehr gut verdaulich, besser für die schlanke Linie und lindert Magen-Darm-Beschwerden.

Tipp zur Vitaminversorgung:

Vitamin B2-Mangel tritt meistens in Folge einer Unterversorgung sämtlicher B-Vitamine auf. Sorgt man für eine gute Mannschaftsaufstellung der gesamten B-Truppe, erhöht sich deren allgemeine Spielqualität.

Empfohlener Vitamin B2-Tagesbedarf:
- Frauen: 1,2 mg / Männer: 1,4 mg

Vitamin B6   *-wasserlöslich-*

Wichtig für:

- Fettverdauung
- Blutzuckerspiegel
- Auf- und Abbau von Eiweiß
- Wachstumsphase

Mögliche Mangelerscheinungen:

Müdigkeit, gerötete oder juckende Hautstellen, Akne, Schluckbeschwerden, Kopfschmerzen, rissige Mundwinkel, schmerzende Zunge, „chronisches Stimmungstief", erhöhte Infektanfälligkeit, Wasseransammlungen im Gewebe, Muskelzuckungen, Menstruationsbeschwerden, unregelmäßige Blutungen, Taubheitsgefühle in Händen oder Füßen.

Vitamin B6-Kurzmeldungen:

Der „Spielführer" zeigt wo es langgeht und muss in zahlreichen Prozessen helfend eingreifen.
Ohne Vitamin B6 ist die „Mannschaft" nicht in der Lage, optimal zu arbeiten.

Leichte Unterversorgungen treten gelegentlich auf. Aber wen wundert's? Zum einen kann das Vitamin nur in relativ kleinen Mengen im Körper gespeichert werden. Zum anderen droht dem Spielführer ein rüder „Platzverweis", wenn vollwertige Getreidekörner kurzerhand zu Auszugsmehlen verarbeitet werden.

Zu einer leichten Steigung des Vitaminbedarfs; wird in folgenden Fällen geraten:

- Bei Atembeschwerden
- Bei Verdauungsstörungen
- Bei Nikotinkonsum
- Bei Menstruationsbeschwerden
- Bei Einnahme der Pille

Empfohlener Vitamin B6-Tagesbedarf:
- Frauen: 1,2 mg / Männer: 1,3 mg

Vitamin B12 *-wasserlöslich-*

Wichtig für:

- Aktivierung der Folsäure
- Nervensystem
- Blutbildung
- Zellvermehrung
- Zellteilung

Mögliche Mangelerscheinungen:

Blutarmut, Folsäuremangel, Taubheitsgefühle in Händen oder Füßen, Völlegefühl im Oberbauch, Verstopfungen, Muskulaturschwäche, brennende oder raue Zunge, Konzentrationsprobleme, Kurzatmigkeit, Sehstörungen.

Vitamin B12-Kurzmeldungen:

In Gemüse und Obst ist ursprünglich kein Vitamin B12 (Cobalmin) enthalten.

Vitamin B12 wird von Mikroorganismen produziert und befindet sich in Nahrungsmitteln tierischen Ursprungs.

Auch die Darmbakterien produzieren kleine Mengen davon.

Zur Vitaminaufnahme ist ein Stoff notwenig, der im Magen vorkommt (Intrinsic-Faktor.)

Um die Vitaminaufnahme stets zu sichern, empfiehlt es sich, regelmäßig an den „Spam-Schutz" zu denken. Wenn erforderlich, sollte ein

„Anti-Viren-Programm" eingelegt werden, damit der „Platz" (Magen-Darm-Trakt) jederzeit gut in Schuss gehalten wird.

Bei andauernden Magenproblemen kann ansonsten die Vitamin B12-Teilnahme etwas erschwert werden.

Empfohlene „Anti-Viren-Programme": grünes Gemüse, Kräuter, Äpfel, viel Mineralwasser und Naturjoghurt.

Empfohlener Vitamin B12-Tagesbedarf:

- 3 µg (µg = Mikrogramm; 1 µg = 0,001mg)

Folsäure   *-wasserlöslich-*

Wichtig für:

- Blutbildung
- Zellteilung
- Zellwachstum

Mögliche Mangelerscheinungen:

Blutarmut, Konzentrationsprobleme, körperliche und geistige Erschöpfung, wunde Zunge, Kurzatmigkeit, Entzündungen der Schleimhäute im Mund, Durchfall.

Während der Schwangerschaft:
Unterversorgungen stehen im Zusammenhang mit Frühgeburten, Schwangerschaftsabgängen und Fehlbildungen des Embryos. *Während der Schwangerschaft wird der Fötus bevorzugt mit Folsäure versorgt. Bei unzureichender Zufuhr kann die werdende Mutter nicht mehr ausreichend versorgt werden.* Empfohlener Tagesbedarf während der Schwangerschaft: 600 µg.

Folsäure-Kurzmeldungen:

Folsäure gehört zu den B-Vitaminen und ist z.B. gut vertreten in vollwertigem Getreide, Obst, Salaten und Gemüse vorzufinden.

Die „Vitamin-Mimose" haut aber bei falscher Behandlung ab. Hohe Folsäure-Verluste drohen daher bei der Zubereitung von Lebensmitteln durch lange Kochzeiten, wässern, oder durch das Aufwärmen bereits gekochter Gerichte.

Tipps zur Vitaminversorgung:

Vitamin C, Eisen und Vitamin B12-Reserven verbessern die Aufnahme von Folsäure.

Da Folsäure nur in relativ kleinen Mengen im Körper gespeichert werden kann, sollte täglich frisches Obst, Gemüse oder frischer Salat gegessen werden.

Alternativ kann zwischendurch aber auch ein Vitamin-Zusatzpräparat weiterhelfen.

Zu einer leichten Steigung des Vitaminbedarfs; wird in folgenden Fällen geraten:

- Bei Kinderwunsch
- Bei Einnahme der Pille
- Bei Zigarettenkonsum
- Während der Wachstumsphase
- Nach Alkoholkonsum
- Während der Monatsblutung
- Während der Schwangerschaft
- Während der Stillzeit

Empfohlener Folsäure-Tagesbedarf:
- 400 μg (μg = Mikrogramm; 1 μg = 0,001mg)

Niacin   *–wasserlöslich–*

Wichtig für:

- Energieproduktion
- Haut- und Muskelgewebe
- Nervensystem
- Verdauungssystem

Mögliche Mangelerscheinungen:

Kopfschmerzen, Schlafstörungen, Erschöpfung, Magen-Darm-Erkrankungen, Entzündungen der Schleimhäute, „chronisches Stimmungstief", raue oder schuppige Haut mit verhärteten Hautstellen, hochrote und schmerzende Zunge, aufgesprungene Lippen.

Niacin-Kurzmeldungen:

Niacin wird u.a. für die Reparatur geschädigter Erbinformationen benötigt und hilft bei den Auf- und Abbauprozessen von Fettsäuren und Kohlehydraten.

Kollegen aus der B-Vitamin-Truppe und essentielle Aminosäuren bilden mit Niacin ein Top-Team.

Der Vitaminbedarf kann zum Teil durch die Umwandlung von Tryptophan gedeckt werden. *Infos, S. 72-73*

Empfohlener Niacin-Tagesbedarf:

- Frauen: 13 mg / Männer: 16 mg

Pantothensäure -*wasserlöslich*-

Wichtig für:

- Endabbau von Kohlehydraten, Fetten und Eiweiß

Mögliche Mangelerscheinungen:

Versorgungsdefizite treten meistens als Folge-erscheinung einer Vitamin B-Unterversorgung auf. Mögliche Folgen: Kopfschmerzen, schnelle Ermüdung, Magenschmerzen, Ausbleichen der Haarfarbe, Muskelschwäche, erhöhte Infekt-anfälligkeit, Erbrechen.

Pantothensäure-Kurzmeldungen:

Sozusagen als „Fahrradkurier" transportiert das Vitamin z.B. kleinste Teile, die beim Abbau von Zucker und Fetten entstehen und liefert diese an die Abteilung Energieproduktion.
Auch für diverse Entgiftungsarbeiten und für die Bildung des körpereigenen Cholesterins wird Pantothensäure benötigt.

Pantothensäure ist in vielen Lebensmitteln vertreten.
Der Name des Vitamins bezieht sich auf das häufige Vorkommen. *Pan, panto = all, gesamt.*

Empfohlener Pantothensäure-Tagesbedarf:
- 6,0 mg

Vitamin A   *-fettlöslich-*

Wichtig für:

- Sehvermögen
- Immunstärkung
- Zellgewebe
- Haut, Haare, Schleimhäute

Mögliche Mangelerscheinungen:

„Nachtblindheit", nachlassendes Sehvermögen, trockene oder gerötete Augen, Bindehautentzündung, Haarausfall, Akne, trockene oder schuppige Haut, spröde Haare oder Nägel, Atemwegserkrankungen, nachlassender Tast- und Geruchssinn, erhöhte Infektanfälligkeit, verminderte Zeugungsfähigkeit, Wachstumsstörungen, Unfruchtbarkeit.

Vitamin A-Kurzmeldungen:

Vitamin A sorgt als „Manager" für den richtigen Durchblick und die Hell-, Dunkel- und Farbunterscheidung. Außerdem wird aktiv an der Zellen-Instandhaltung und der Zellenneubildung gearbeitet. Auch die Atemwege, Harnwege und Lymphgefäße werden gestärkt und geschützt. Feindliche Angriffe werden dagegen erfolgreich abgeblockt.

Vitamin A ist in Lebensmitteln als <u>Retinol</u> oder als <u>Provitamin A</u> enthalten.

<u>Retinol</u> ist an Fett gebunden und kommt in Lebensmitteln tierischen Ursprungs vor.

<u>Provitamin A</u> ist die Vorstufe von Vitamin A und findet sich im „Grünzeug" versammelt. Für die typische Vitamin A-Wirkung wird ein wenig Fett benötigt, z.B. in Form von Öl im Salatdressing.

Die Pflanzenfarbstoffe (Carotinoide) bilden eine 1a „Kampf-Gang", die gezielt gegen schädliche Stoffe im Körper vorgeht.

Die Truppe der Radikalfänger ist deshalb unverzichtbar für die Krebsvorsorge.

Empfohlener Vitamin A-Tagesbedarf:
* 800 – 1000 µg
  (µg = Mikrogramm; 1 µg = 0,001mg)

Vitamin A-Überdosierungen:

Vitamin A ist fettlöslich. Dauerhafte Mehreinnahmen können zu „Vergiftungen" führen.
Mögliche Symptome: Sehstörungen, Schwindel Übelkeit, Kopfschmerzen, Juckreiz, Müdigkeit.

Für Schwangere gelten besondere Vorsichtsmaßnahmen, da extreme Überdosierungen im Zusammenhang mit Komplikationen während der Schwangerschaft stehen.

**Keine „Vergiftungsgefahr" ist durch die
Provitamin A-Aufnahme aus dem
„Grünzeug" zu befürchten.**

Vitamin D   *-fettlöslich-*

Wichtig für:

- Calciumaufnahme
- Knochen und Zähne
- Wachstumsphase

Mögliche Mangelerscheinungen:

Muskelschwäche, Gelenkschmerzen, Karies, geschwächtes Immunsystem.
Bei Kindern: Ruhelosigkeit, Gelenkschmerzen, Zahnschäden, Wachstumsstörungen, „weiche" Knochen, z.B. X- oder O-Beine, Verformungen der Wirbelsäule, geschwächtes Immunsystem.

Vitamin D-Kurzmeldungen:

Vitamin D und ausreichend Calcium[S.44] sorgen als Team für stabile Knochen und gute Zähne.

Vorstufen von Vitamin D stellt der Körper aus Cholesterin her.
Diese Vorstufen werden mit Hilfe von (Tages-) Licht zu Vitamin D aufgebaut.

Da gerade in den Wintermonaten das Leben eher unter „Flutlicht" stattfindet, kann diese natürliche Vitaminversorgung nicht immer aus-reichend gegeben sein.
Vorbeugend wird deshalb eine tägliche Vitamin D-Zufuhr empfohlen.

(Tages-) Licht bildet aber die wichtigste Grund-lage zur Vitamin D-Versorgung. Regelmäßiger

Aufenthalt an der frischen Luft sollte daher auch in der kalten Jahreszeit sichergestellt werden. Denn in Lebensmitteln finden sich meistens Vorstufen von Vitamin D, die mit Hilfe von (Tages-) Licht umgewandelt werden.

<u>Sonnenlicht kontra Strahlenrisiko
aus UV-Strahlen!</u>

Ab Lichtschutzfaktor 8 wird die Bildung von Vitamin D verhindert. LSF 8 und höher ist aber zum Schutz bei starker Sonnenstrahlung unbedingt notwendig. Abhilfe: Morgen- oder Abendsonne zur Vitamin D-Versorgung nutzen! Schlappe 15-20 „Lichtminuten" täglich reichen einem gesunden Körper bereits zur Bedarfsdeckung aus, wenn das Licht Gesicht und Unterarme erreichen kann.

Empfohlener Vitamin D-Tagesbedarf:

- 5 µg (µg = Mikrogramm; 1 µg = 0,001mg)

Für Senioren (ab dem 65. Lebensjahr):

- 10 µg

Vitamin D-Überdosierungen:

Überdosierungen (>1000 µg pro Tag) können zu „Vergiftungen" führen. Mögliche Symptome: Kopf- und Gelenkschmerzen, häufiges Wasserlassen, Erbrechen, Übelkeit, Durchfall, starke Durstgefühle.

Durch UV-Licht sind keine Vitamin D-Überdosierungen zu befürchten.

Vitamin E   *-fettlöslich-*

Wichtig für:

- Hautschutz
- Fettstoffwechsel
- Schutz vor Arteriosklerose

Mögliche Mangelerscheinungen:

Unterversorgungen hängen meistens mit einer einseitigen Ernährung zusammen, die überwiegend aus Zucker, „Dosenfutter" oder vielen gesättigten Fetten besteht. Mögliche Folgen: Muskelabbau, Verdauungsstörungen, Allergien, Unfruchtbarkeit.

Vitamin E-Kurzmeldungen:

Hormone, Fette und andere „Vitamin-Kollegen" werden durch diesen „Radikalfänger" besser vor Zerstörungen geschützt

Vitamin E ist in vielen Lebensmitteln enthalten. Gute Quellen sind z.B. Sojabohnen, Vollkornbrot und einige Pflanzenöle.

Vitamin E (= Tocopherole) bezeichnet eine Gruppe verwandter Verbindungen. Biologisch am wirksamsten ist Alpha-Tocopherol.

Empfohlener Vitamin E-Tagesbedarf:

- Frauen: 12 mg / Männer: 14 mg

Vitamin E-Überdosierungen:

Auch bei einer Tagesmenge von bis zu 300 mg wurden keine Anzeichen auf „Vergiftungen" festgestellt. Permanente Überdosierungen sind aber evtl. bedenklich, da Vitamin E als fettlösliches Vitamin im Körper gespeichert wird.

Wichtig: Omega-3-Fettsäuren nicht vergessen! *Infos, S. 70*

Vitamin K   *-fettlöslich-*

Wichtig für:

- Blutgerinnung

Mögliche Mangelerscheinungen:

In seltenen Fällen besteht eine Neigung zu blauen Flecken, sowie zu Blutungen, die nur schwer zu stillen sind, z.b. Zahnfleischbluten oder Nasenbluten.

Vitamin K-Kurzmeldungen:

Vitamin K bezeichnet eine Gruppe von Stoffen mit ähnlichen Eigenschaften. Ein Teil davon wird von den Darmbakterien produziert.

Die tägliche Zufuhrempfehlung für den „Blutsbruder" Vitamin K liegt bei geringen 60 Mikrogramm, da die „Selbstversorgung" durch die Produktion der Darmbakterien bereits den größten Teil der Vitaminversorgung deckt.

Empfohlener Vitamin K-Bedarf:

- 60 µg (µg = Mikrogramm; 1 µg = 0,001mg)

Vitamin K-Überdosierungen:

sind durch die Nahrungsaufnahme nicht zu befürchten

Biotin   *-wasserlöslich-*

Wichtig für:

- Haut, Haare und Fingernägel
- Die Arbeit von Fetten und Kohlehydraten

Mögliche Mangelerscheinungen:

Muskelschmerzen, Haarausfall, schuppige oder gerötete Haut, Magenschmerzen, Erbrechen, Erschöpfung. Bei Kindern: Milchschorf.

Biotin-Kurzmeldungen:

Biotin, der „Schlüssel" zu festen Fingernägeln, gesundem Haar und guter Haut!

Da Biotin (auch) von den Darmbakterien produziert wird, können Unterversorgungen immer dann auftreten, wenn die Darmflora gestört ist. (Schuld am „Darmdesaster" ist manchmal „nur" eine Vitalstoffarme Ernährung.)

Sich rohe Eier einzuverleiben ist auch nicht sehr empfehlenswert. (Gruß an Rocky Balboa! Zugegeben, die „Rohe-Eier-Nummer" sah zum Fürchten aus, ist aber nicht so gut.)

Im rohen Eiklar steckt nämlich Avidin. Avidin krallt sich Biotin und verhindert die Biotin-Aufnahme aus dem Darm.

Empfohlener Biotin-Tagesbedarf:

- 30-60 µg (µg = Mikrogramm; 1 µg = 0,001mg)

Obst und Gemüse =
ASTREINES GRÜNZEUG!

Grünzeug! Muss das sein?

Besser ist das. Yep.

Dadurch erhält man nämlich eine tipptopp Mannschaftsaufstellung an Vitaminen, Mineral-stoffen und Spurenelementen!

Was heißt „Spitzen-Mannschaftsaufstellung"?

Das heißt, dass manche der „Kollegen" erst bei Anwesenheit von anderen „Kameraden" in die Gänge kommen.

Aber Vitalstoff-Überversorgungen können unter Umständen genauso schädlich sein wie Unter-versorgungen.

[☹ ≲ Mit fünf Leuten in der Verwaltung und einem im Lager

gibt das nichts! ≳ ☹]

Durch das „Grünzeug" werden gleichzeitig auch noch die eingelagerten Pflanzenstoffe mit-geliefert.

Pflanzenstoffe sind hochkarätige „Bodyguards", die aktiv und furchtlos gegen alle möglichen Schadstoffe vorgehen. Dadurch bieten sie einen Spitzen-Schutz gegen krebserregende Stoffe, stärken die Abwehr und erhöhen die interne Sicherheit.

Einige „Bodyguards" im Kurzüberblick:

	Wirkung:
Carotinoide: enthalten z.B in Obst- und Gemüsesorten mit grünen, gelben & roten Farbstoffen. (Möhren, Kopfsalat, Tomaten, Brokkoli usw.)	**Parasiten- Vernichter** 🕷
Glucosinolate: enthalten z.B. in: Kohlgemüse, Rettich und Kresse.	
Flavonoide: enthalten z.B. in Obst- und Gemüsesorten mit roten, gelben oder violetten Farbstoffen. (Beeren, Äpfel, Kirschen, Zwiebeln, Rote Bete, Kartoffeln usw.)	**Stärken das Immunsystem**
Phytoöstrogene: enthalten z.B. in Vollkorngetreide und Sojabohnen	**Senken das Krebsrisiko**

Damit es zur runden gesunden Sache wird, gibt's zur Sicherheit im folgenden Kapitel auch ein paar „Warnmeldungen".

Kapitel II

Oxalsäure ° E-Zusatzstoffe

„Bad-Fat" ° Nitrat

Oxalsäure = „Beziehungsgestört"!

Oxalsäure bildet mit Calcium unlösliche Verbindungen. Folge: Calcium kann nicht mehr ordentlich aufgenommen werden.

Sehr viel Oxalsäure steckt in folgenden Lebensmitteln:

- Rhabarber, Grünkohl, grünen Bohnen, Kakao, Rosenkohl, Rote Bete, Sauerampfer und Spinat

Die Lösung:

Für eine erfolgreiche „Paartherapie" sollte bei der Zubereitung dieser Lebensmittel eine Extra-Portion Calcium hinzugefügt werden.
(Gute Calcium-Quellen sind z.B. milchhaltige Lebensmittel.)

Und was ist mit Pestiziden?

Können Pestizide zu einer bedenklichen Gefahr für die Gesundheit werden?

Viele sagen: „Ja"!
Ein paar sagen: „Nein"!

Aha

☹

Für den eigenen Klarblick helfen verschiedene Infos weiter!

Auf der Internetseite von Greenpeace gibt es z.B. kostenlose Downloads zum Thema: „Essen ohne Pestizide".

www.greenpeace.de

E-Zusatzstoffe

E-Zusatzstoff:	„Warnmeldungen":
E102, E104, E110, E120, E122, E123, E124, E127, E151, E210, E211, E212, E213, E214, E215, E216, E217, E218, E219, E160b	Allergische Reaktionen
E310, E311, E312	*Magenschmerzen
E220, E221, E222, E223, E224, E225, E226, E227, E228	Kopfschmerzen, Asthma, Übelkeit, Magen-Darm-Beschwerden, Verlust von Vitamin B1 aus dem Lebensmittel
E249, E250, E251, E252	Bildung von krebserregenden Nitrosaminen
E320	Erhöhung des Cholesterinspiegels
E420	*Magenbeschwerden
E512	*Magenreizungen
E450, E451, E452	*Bewegungsunruhe
E330	*Zahnfleischreizungen
E620, E621, E622, E623, E624, E625	Vorsicht bei Neigung zu Kopfschmerzen
E102, E310, E311, E312	Vorsicht bei asthmatischen Erkrankungen

E-Zusatzstoffe

E-Zusatzstoff:	**„Warnmeldungen":**
E102, E110, E122, E123, E124, E310, E311, E312	Vorsicht bei einer Aspirin-Unverträglichkeit
E310, E311, E312, E320, E620, E621, E622, E623, E624, E625	Vorsicht bei Kleinkindern
E1105	Vorsicht bei einer Hühnereiallergie
E508, E509, E511	Vorsicht bei Leber- und Nierenleiden

* Beim Verzehr größerer Mengen

Wenn E-Zusatzstoffe im Lebensmittel enthalten sind, stehen diese auf dem Verkaufsetikett.

Ein Etikett liest sich wie folgt:

- Der enthaltene Hauptanteil steht immer an erster Stelle
- Alle weiteren Zutaten werden in absteigender Reihenfolge aufgeführt

„Bad-Fat"

Der Fettanteil im Lebensmittel kann mit
folgender Formel ausgerechnet werden:

Fett x 9 x 100 : Kalorien

1g Fett = 9g Kcal.
(1g Kohlehydrate oder 1g Eiweiß = ca. 4 Kcal.)

Beispiel:

Brennwert:	…. kj
	90 kcal
Fett	6,0 g

6,0 x 9 x 100: 90
= 60 %

60 %? Fett !

Will man einigen Kilos den Kampf ansagen,

- sollte die „magische" **30% -** Fettgrenze
  nicht überschritten werden

Verschwenderisch darf man dafür bei der
Verwendung „guter" Fette sein. *Infos, Seite 70*

Nüsse, Samen, Kerne und Vollkornbrot sind
ebenfalls erlaubt.

Nitrat

Alle Pflanzen enthalten Nitrat. Manche mehr, manche weniger.

Bedenklich für die Gesundheit können Nitrate werden, wenn diese unnatürlich hoch sind.

Je nach Aufzuchtsverfahren und eingesetzter Düngemittel, kann der Nitratgehalt leider bis auf die doppelte Menge ansteigen.

Sehr hohe Nitratwerte haben dann in der Regel folgende Sorten:

Feldsalat, Fenchel, Kopfsalat, Endiviensalat, Eisbergsalat, Radieschen, Weißkohl, Mangold, Rettich, Chinakohl, Kohlrabi, Spinat, Grünkohl, Sellerie, Rote Bete,
bzw. alle überdüngten (Treibhaus-) Gewächse.

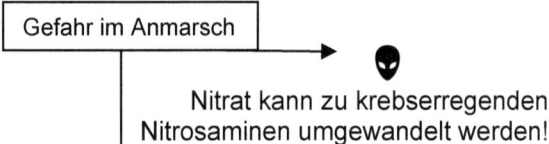

Gefahr im Anmarsch

Nitrat kann zu krebserregenden Nitrosaminen umgewandelt werden!

Tipps zur Verteidigung:

- Ausreichende Versorgung der Vitamine C, E, B2 und A sicherstellen
- Lebensmittel nicht zu lange kochen lassen
- Gekochtes Essen nicht wieder aufwärmen
- Mineralwasser trinken

Kapitel III

„Die Fabrik"

„Der Cholesterin-Pannenservice"

Die Fabrik

Jeder menschliche Körper ist sozusagen eine eigene Fabrik, in der viele Zellen wirtschaften. Zellen sind reinste Hochleistungsarbeiter, die in jeder Sekunde ihren Job verrichten, damit der „Laden" erfolgreich geführt werden kann.

Dafür benötigt jedes Unternehmen natürlich noch weitere Mitarbeiter, wie z.B. den „Zellen-Handwerker-Service" für Reparaturarbeiten und einen guten „Sicherheitsdienst".
Gesunde Unternehmen haben eine Menge qualifiziertes Personal am Start. (Sollte einmal Schrott produziert werden, springt in der Regel der „Werksdienst" ein und sorgt dafür, dass der Schaden behoben werden kann.)

Zur Betriebsanleitung:

„Gutes" Essen sorgt für ein Spitzen-Arbeitsklima und sorgt für eine 1a-Auftragslage!

Jedes Unternehmen benötigt dafür die richtige „Ölung" in Form von Omega-3-Fettsäuren[S.70] und ausreichende Mitarbeiter! = Pflanzenstoffe, Vitamine, Mineralstoffe, Spurenelemente.[S.44]

Erst durch die Belegschaft kann sichergestellt werden, dass der Laden auch rund läuft!

Reduziert man aber ständig die „Mitarbeiter-anzahl", kann es äußerst brenzlig werden. ⚡

> Betriebsstörung ϟ

Durch eine schwache Auftrags-
lage, werden viele Enzyme
arbeit suchend.

Und gerade die Enzyme sind
die wahren Malocher in jeder
Fabrik.

Sie sind es, die für den Erfolg und den Aufschwung sorgen.

Bei einer längerfristigen Betriebsstörung, erhöht
sich zudem die Gefahr, dass krebserregenden
Stoffen Tor und Tür für eine mögliche Macht-
übernahme geöffnet werden.

Unter Anweisung „des Grauens" kann es dann
schlimmstenfalls zu einer „feindlichen
Übernahme" kommen.

 Die Chancen einer „feindlichen Übernahme"
erhöhen sich z.B. durch Umweltgifte, hohen
Alkoholkonsum, erhöhten Belastungen von
Pestiziden und Nitraten, Bewegungsmangel,
ranzige Öle, Zigarettenrauch, Dauerstress, sehr
viel Zucker, diverse Lebensmittelzusätze,
„Verbranntes" (zu stark gebratenes Fleisch) und
dem Rauswurf der Mitarbeiter = Pflanzenstoffe,
Vitamine, Mineralstoffe, Spurenelemente, sowie
einer fehlenden Omega-3-Fettsäuren-Ölung.

Cholesterin

- wird (auch) im Körper selbst erzeugt und ist in jeder Zelle vorhanden

Ein guter Cholesterinwert ist wichtig für:

- Herstellung von Vitamin D ☀
- Fettverdauung
- Zellbildung
- Hormonproduktion, *z.B. Östrogen und Testosteron*

Man unterscheidet zwischen:

- HDL-Cholesterin (**H**igh **D**ensitiy **L**ipoproteins) = Hohe Dichte der Blutfette
- LDL-Cholestrin (**L**ow **D**ensitiy **L**ipoproteins) = Niedrige Dichte der Blutfette

🚘 **Vor „Reiseantritt"...**

muss das Cholesterin von Eiweißstoffen (= Apoproteinen) umhüllt werden. Eiweiß und Fett werden zu Gefährten namens Lipoproteine. (Lipoid = fettartig.)

📢 **Reibungsloser „Reiseverlauf":**

Folgende Helfer und Maßnahmen sorgen mit „**H**oher **D**ienst**L**eistung" für eine freie Fahrbahn:

- Omega-3-Fettsäuren[S.70]
- Getreide (z.B. Vollkornbrot)
- Obst, Gemüse und Hülsenfrüchte
- „Bad-Fat"-Reduzierung
- Körperliche Bewegung
- Ausreichende Vitamin- und Mineralstoffversorgung

Stauwarnung!

Alle Lebensmittel mit einer hohen Anzahl an gesättigten Fettsäuren sorgen für Störungen im Reiseverlauf. Dazu gehören unter anderem: Vollmilch, Sahne, Butter, einige Käsesorten, frittiertes Essen, viele Wurstsorten, Schmalz, Bratfett usw. (Sehr viel Cholesterin ist auch in *Eigelb enthalten.)

Vorsicht vor „Fangeisen"!

„Fangeisen" auf der Fahrbahn stellen die (ganz gemeinen!) gehärteten Fette und Trans-Fettsäuren. *Hinweise auf der Verkaufspackung sind zum Beispiel folgende: pflanzliche Öle zum Teil gehärtet, zum Teil gehärtetes Pflanzenfett, teilweise hydrogenierte Fette.*

Wichtiger Hinweis:

Werden keine „Streckenarbeiten" durchgeführt, kommt es zu „Fahrbahnverengungen"!

Folge: Stau! 🚗 🚗 🚗 🚗 🚗 🚗 🚗

Ein nicht behobener „Fahrbahnstau" kann zu üblen gesundheitlichen Folgeschäden führen, wie z.B. zur Verkalkung und Verengung der Blutgefäße (Arteriosklerose).

Unterbleiben die „Streckenarbeiten" auf Dauer, können schlimme Fahrbahnschäden zum Herzinfarkt oder Schlaganfall führen.
Erste mögliche Warnsignale: Übergewicht, Bluthochdruck, Herzbeschwerden.

Abhilfe:

bietet zum Glück jederzeit der ◀))) HDL-
„Cholesterin-Pannenservice",
der für
„Hohe DienstLeistung"
bürgt!

Cholesterinwerte checken lassen:

- Cholesterin-Werte sollte man ab dem 35. Lebensjahr einmal jährlich vom Hausarzt überprüfen lassen
- Hohe Cholesterin-Werte hängen <u>nicht</u> zwangsläufig mit der Ernährungsweise zusammen

*Eier liefern zwar hochwertiges Eiweiß, ent-halten aber auch Unmengen an Cholesterin!

Deshalb sollten sie nicht wahllos gegessen werden. Empfohlen werden ca. zwei Stück pro Woche.

(Sind die Cholesterin-Werte erhöht, empfiehlt sich ärztlicher Rat zur Ernährungsempfehlung.)

Außerdem sollte man auf die „versteckten" Zugaben von Eiern achten. Diese sind z.B. in Kuchen, Fertignahrung oder div. Nudelsorten enthalten.

Kapitel IV

Einige Mineralstoffe und
Spurenelemente im Überblick

Calcium

Calcium ist wichtig für den Aufbau von Knochen und Zähnen, sowie für die Muskel- und Nerventätigkeit.

Mögliche Mangelerscheinungen: poröse Haare oder Nägel, Wachstumsstörungen, Muskelkrämpfe, Karies.

Eine gute Vitamin D-Versorgung fördert die Calciumaufnahme. *Infos, S. 23*

Durch Oxalsäure kann die Aufnahme von Calcium gestört werden. *Infos, S. 32*

Tages-Zufuhrempfehlung: 800 mg.

(Calcium-Nährwerttabelle im Anschluss.)

Chrom

Chrom ist wichtig für den Zucker- und Fettstoffwechsel. Chrom ist z.B. enthalten in Vollkornbrot und Mineralwasser.

Eisen

Eisen wird für die Sauerstoffversorgung und die Blutbildung benötigt. Durch eine „Fast-Food"-Ernährung oder bei Blutverlusten, z.B. während der Menstruation, kann es leicht zu Unterversorgungen kommen.

Mögliche Mangelerscheinungen: schmerzende Glieder, Blässe, Haarausfall, Müdigkeit, Kräfteschwund, brüchige Nägel.

Eine ausreichende Vitamin C-Versorgung hilft bei der Aufnahme von Eisen. *Infos, S. 7*

Tages-Zufuhrempfehlung für Frauen: 18 mg. Für Männer: 12 mg.

Fluor

Fluor härtet den Zahnschmelz, schützt vor Plaquebildung und sorgt für die Festigkeit der Knochen. Fluor ist z.B. enthalten in Mineralwasser, Vollkornbrot, Hülsenfrüchten und Fisch.

Jod

Jod wird als Bestandteil der Schilddrüsenhormone für Energieumsatz, Wachstum und Knochenreifung benötigt. Mögliche Mangelerscheinungen: Müdigkeit, Antriebsschwäche, Konzentrationsprobleme.

Tages-Zufuhrempfehlung: 200 μg.
(Jod-Nährwerttabelle im Anschluss.)

Kalium: „Extrablatt", Seite 48

Kobalt

Kobalt unterstützt die Eisenaufnahme und ist als Bestandteil von Vitamin B12 wichtig für die Blutbildung. Kobalt ist z.B. enthalten in Nüssen, Hefe, Getreide, Fisch und Kartoffeln.

Kupfer

Kupfer fördert die Eisenaufnahme und ist aktiv an der Blutbildung beteiligt. Kupfer ist z.B. enthalten in Fisch, Nüssen, Getreide, Kernen, Mohn- und Sesamsamen.

Magnesium

Magnesium ist wichtig für den Aufbau von Knochen und Zähnen, sowie für das Zentralnervensystem und den Herzmuskel. Zudem spielt Magnesium eine wichtige Rolle bei zahlreichen Stoffwechseltätigkeiten, wie z.B. bei der Verbrennung von Fetten und Kohle-

hydraten. Mögliche Mangelerscheinungen: geistige Ermüdung, Konzentrationsprobleme, Herz- Kreislaufbeschwerden, Muskelkrämpfe, Schwindel, Kopfschmerzen.
Tages-Zufuhrempfehlung für Frauen: 300 mg. Für Männer 350 mg.
(Magnesium-Nährwerttabelle im Anschluss.)

Mangan:
Mangan leistet „Knochenarbeit", hilft bei der Entgiftung und unterstützt den Kohlehydrat- und Fettstoffwechsel. Mangan ist z.B. gut dosiert in vielen Gemüsesorten enthalten.

Molybdän
Molybdän spielt eine aktive Rolle im Stoffwechsel und sorgt dabei für zügige „Arbeitsabläufe". Enthalten ist Molybdän z.B. in Hülsenfrüchten, Gemüse, Getreide und Mineralwasser.

Natrium: „Extrablatt", Seite 48

Selen
Selen stärkt die Abwehrkräfte und hilft bei Entgiftungsarbeiten. Selen ist z.B. enthalten in Hülsenfrüchten, Getreide, Fisch und Mineralwasser.

Silizium
Silizium (Kieselsäure) „polstert" das Bindegewebe auf, hilft mit bei der „Knochenarbeit" und unterstützt das Wachstum von Haaren und Nägeln. Mögliche Mangelerscheinungen: Haarausfall, Zahnfleischrückgang und Bindegewebsschwäche. Silizium ist z.B. enthalten in Hülsenfrüchten und Vollkornbrot.

Zink

Zink ist ein sehr aktiver Kollege im Eiweiß-, und Kohlehydratstoffwechsel. Zudem beschleunigt *er* die Wundheilung und hilft vorbeugend gegen Hauterkrankungen.

Mögliche Mangelerscheinungen: geschwächte Abwehrkräfte, verringertes Geschmacks- und Geruchsempfinden, Wachstumsstörungen.

Zink ist z.B. gut enthalten in Weizenvollkorngetreide, Fisch, Linsen, Kürbiskernen, Mohn- und Sesamsamen.

Mineralstoffe und Spurenelemente sind Gesellschaftsspieler!

Für ein Top-Spiel sollten Mineralstoffe und Spurenelemente gemischt vorhanden sein. Denn Überdosierungen können für den Spielablauf ebenso hinderlich werden wie fehlende Stoffe. (Spurenelemente werden zwar nur in kleinsten „Spuren" benötigt, sind aber deshalb nicht weniger wichtig.)

Gute Lieferanten für die Bedarfsdeckung:

- Mineralwasser (mindestens 2 Liter/Tag)
- „Grünzeug" (Obst und Gemüse)
- Getreide, Hülsenfrüchte
- Fisch, Samen, Kerne, Nüsse

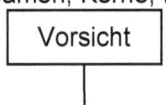

Calcium, Magnesium, Jod und Eisen werden häufig unterversorgt!

„Extrablatt":

Natrium und Kalium

Natrium und Kalium sind lebenswichtige Mineralstoffe.
Zusammen sind sie für die Regulation des Flüssigkeitshaushaltes zuständig.

Wie alle anderen Mineralstoffe, können auch diese beiden „Kameraden" unterversorgt oder überdosiert werden.

Vorkommen in Lebensmitteln:

Natrium ist mit einer „Spitzen-Dosierung" in vielen alltäglichen Fertig-Lebensmitteln, sowie im guten alten Kochsalz versammelt.

Zum Überblick ein paar Beispiele in folgender Tabelle:

100 g Lebensmittel	Natrium	Kalium
Blauschimmelkäse	1400	260
Bratensoße (Pulver)	25000	500
Brühe, gekörnte	25000	500
Corn-flakes	938	120
Emmentaler	450	107
Baguette	418	88
Salami, ungarische Art	2410	488
Geflügelmortadella	1577	328
Matjeshering	2500	235
Schmelzkäse	1010	108
Meersalz	38000	56
Steinsalz	39000	4

Angaben in mg

Kalium steckt vor allem gut dosiert in Gemüse, Obst und Fisch.

Fehlt das „Kalium-Futter",
ist Natrium ziemlich alleine und im Überschuss unterwegs. Damit erlahmt irgendwann das Spielvergnügen und Natrium fängt (eventuell aus Langeweile) damit an, Wasser-Staudämme im Körper aufzubauen. Mögliche Folgen:

- Bluthochdruck
- Schwierigkeiten mit dem Flüssigkeitshaushalt (Tränensäcke, geschwollene Beine)
- Kopfschmerzen und Erschöpfungszustände

Zur „Beruhigung" von Natrium sollte also auch Kalium als „Spielgefährte" im „Haus" anwesend sein.

Da Kalium im Extrem-Überschuss aber eben-falls nur Unsinn anrichtet, erreicht man das Gleichgewicht am einfachsten durch eine halb-wegs vernünftige Ernährung.

Und der Simpel aller Klassen in der Kalium-Lieferantendatei der Lebensmittel heißt: Obst!
Frisches Obst sollte deshalb täglich gegessen werden. (Wenn möglich ohne weiteren „Zucker-Schnickschnack".)

Zufuhrempfehlungen:

Tages-Zufuhrempfehlungen für Natrium und Kalium schwanken je nach Ratgeber ganz enorm. Ausnahmsweise wird an dieser Stelle auf die Weiterleitung der diversen Ratschläge verzichtet.

Wichtig ist, dass das „Verhältnis" der beiden „Spielgefährten" einigermaßen stimmig ist. Täglich mindestens zwei Liter Mineralwasser trinken und zwischendurch immer mal frisches Obst essen. Das hilft bereits weiter.

Hilfreich für den Flüssigkeitshaushalt können auch Basen-Pulver oder Basen-Kapseln wirken.

Und Vorsicht: Abführmittel entziehen dem Darm Kalium.

Ein gutes Spiel von Natrium und Kalium ist wichtig für:

- Erregungsleitung (Reizübertragung) an Muskeln und Nervenzellen
- Wasserhaushalt
- Eiweißstoffwechsel
- Energiegewinnung

Auf den nächsten Seiten finden sich beim „Grünzeug im Detail"
ebenfalls Angaben zu Natrium und Kalium.
Diese Werte beziehen sich jeweils auf
100g Lebensmittel.

Kapitel V

„Astreines Grünzeug"
im Detail

Obst!

Äpfel

Mit einem Apfel kommt richtig Leben in die „Bude". Kreislauf und „Cholesterin-Pannenservice" schnappen fast über vor Glück und laufen auf vollen Touren.

Um das ganze Lieferpaket der „Parasiten-Vernichter-Pflanzenstoffe" zu nutzen, sollte die Schale mitgegessen werden. Vorausgesetzt natürlich, das Obst ist während der Aufzucht oder beim Ernteverfahren keinem „Giftanschlag" zum Opfer gefallen. Das passiert meistens, wenn die Äpfel erst nach langer Reise in unseren Regalen landen. Abhilfe: Obst aus der Heimat einkaufen. Ab Ende August finden sich reichhaltige Angebote. GUT: Äpfel lassen sich prima lagern. Auf Vorrat kaufen lohnt. NICHT GUT: Gewachste Äpfel! Diese „Giftschleudern" lassen sich auch nicht mehr Gesund waschen. [Natrium: 3 mg / Kalium: 144 mg]

Avocados

Dieses hinterlistige Obststück kommt mit einer stattlichen Kalorienzahl daher. Bloß nicht abschrecken lassen! Im Fruchtfleisch versammeln sich nämlich gut dosierte Nährstoffe von Rang und Namen. Zum einen ist entwässerndes Kalium reich vertreten. Zum anderen gibt sich hier Biotin die Ehre und kreuzt gleich mit einer ganzen Garde auf. Die B-Vitamine dürfen bei dieser Versammlung natürlich auch nicht fehlen und sitzen dem Spektakel ebenfalls mit recht ansehnlichen Vertretern bei.

Im Avocado-Oberhaus hätten wir außerdem noch Pantothensäure, Vitamin K, Magnesium, Zink und Kupfer. Als Beisitzer hocken zahlreiche weitere Nährstoffe in den Rängen des ausverkauften Klamauks.

Die Wahrheit der fetten Beute ist, dass sie eine „Ritterschlagverdächtige" Vitalstoffmannschaft liefert. Bis auf Stein und Haut gehört diese grüne „Gumminuss" deshalb kurz und klein gegessen! [Natrium: 3 mg / Kalium: 503 mg]

Bananen

Manchmal nervt die praktische „Naturtüte" um das Obst ja schon. Lümmelt die gelbe Langnase lose im Gepäck, quetscht sich schon mal gerne der Bananenmus hindurch und klebt sich feist an Unterlagen oder Mäppchen fest. Eine saubere Sache ist das wahrlich nicht. Schade. Denn bekanntermaßen liefern Bananen ja 1a Nervennahrung. Und wo braucht man Nervennahrung? Natürlich wenn man mit Unterlagen oder Mäppchen außer Haus ist! (Sollte in den eigenen vier Wänden mehr Nervennahrung gebraucht werden als „draußen", braucht man neben Bananen weitere Hilfe.) Das Obst liefert viel Magnesium, Kalium und B-Vitamine (vor allem reichlich Vitamin B6), sowie ordentlich Mangan und Zink. Eine ganz feine Dschungelnahrung ist das, perfekt geeignet für ein paar Schulstunden oder zur Stärkung des „Hirn-Bizeps" am Arbeitsplatz. Richtig! Es gibt tatsächlich noch schlimmeres als ein bisschen

Bananenmatsch im Gepäck. Fast hätte ich das beim Gedanken an ein mögliches Bananen-Unglück vergessen. [Natrium: 1 mg / Kalium: 393 mg]

Birnen

Hier schlägt einem angesäuerten Säure-Basen-Haushalt die glückliche Stunde. Verstimmen kann man ihn ja schnell, diesen Haushalt. Dafür genügt schon die Einschränkung der Wasser-zufuhr, Brötchen mit ordentlich Butter und Wurst oder Käse darauf, dazu eine Flasche Cola, hinterher Chips und Schokolade. Schon ist er sauer und nervt mit Sodbrennen, Magendrücken und anderen Wehwehchen. Beleidigte Leberwurst! Stellt Ansprüche und begehrt nach basischer Nahrung. Will Wasser, Obst und Gemüse! Aha. Und warum steht das jetzt bei den Birnen? Weil die Birne einen „Super-Saft" an Mineralstoffen und Spuren-elementen liefert, deshalb! Gerade wenn der saure Haushalt Ärger macht, leistet das milde Obst ein Friedensangebot, indem es gut verdaulich an die Arbeit geht. Dadurch bekommen die „Handlanger" in der Fabrik wieder ordentlich Aufträge und arbeiten was das Zeug hält. Sie räumen im Magen auf, sammeln Gifte ein und sorgen für deren zügigen Abtransport. Birnen lassen sich allerdings nicht besonders gut lagern. „Überreif" mit braunen Flecken haben sie bereits an Nährstoffen verloren. Dann eignen sich andere Obstsorten besser, wie z.B die „Basen-Banane". [Natrium: 2 mg/Kalium: 126 mg]

Erdbeeren

Die gesunde Dreifaltigkeit (Folsäure, Vitamin C und Eisen) gibt sich hier in hoher Anwesenheit die Ehre und läuft mit hochkarätigen Pflanzenstoffen zum Match auf. Das verspricht einen Mannschaftssieg bei den Spielen: Blutbildung, Sauerstofftransport und Anti-Viren Schutz. Gifte werden locker vom Feld gekickt - Hoch lebe das Immunsystem! Oleee, OleOleOleee…

Und Aus! Bevor man jetzt nämlich vor lauter Glück übermütig wird, sollte man noch wissen, dass Erdbeeren in der Regel sehr stark mit Pestiziden belastetet sind.

[☹₹ Unerhört ₹☹]

(Huch. Da ver-rückt ein Gedanke! Pervertiert dieses beerige „La-Ola-Gesundheitszentrum" durch das zugefügte Gift am Ende in sich selbst?) Abhilfe: Erdbeeren während der Saison aus dem regionalen Raum einkaufen. Pestizide werden damit zwar nicht ausgeschlossen, aber meistens um ein Vielfaches verringert. Saison: Juni bis Juli. [Natrium: 3 mg / Kalium: 147 mg]

Hagebutten

Mein lieber Jollie, hier jubelt aber das Immunsystem!

In Verbindung mit ihren eingelagerten Pflanzenstoffen, liefern die Früchte sehr hoch dosiertes Vitamin C der Luxusklasse. Außerdem packt die „Grand-Dame" auch noch sattes Provitamin A und Vitamin E dazu. Alles zusammen =

Das „Killer-Kommando" gegen Parasiten!

Hagebutten finden sich meistens in Bio-Ecken, verarbeitet zu Marmeladen, Säften oder Sirup! Gefunden? Kaufen! Essen! Ist gut für dich. (Und für Sie auch.)

Ja, genau. Die Sanddornbeere ist u.a. ebenfalls eine Grand-Dame der Luxus-Vitaminlieferanten!
[Natrium in Hagebutten: 124 mg / Kalium: 291 mg]

Himbeeren

Mit einem wilden Rudel Eisen an der Spitze, zieht der Siegeszug des Dreier- Dream-Teams (Eisen, Vitamin C und Folsäure) durchs Haus. Mit am Start sind auch Biotin, Magnesium, Zink und Kupfer. Als Mitläufer der Parade finden sich in der Meute allerhand weitere Vitamine, Mineralstoffe und Spurenelemente. Nur: wo kommen die her und wo wollen die hin? „Die" kommen aus dem Saft der roten Himbeeren und wollen den Blutfluss verbessern, das Immunsystem stärken, die Nieren anregen, ein wenig die Blase aufmöbeln, den Darm reinigen und den Körper entwässern.

Und SELBSTVERSTÄNDLICH schmecken die Beeren ganz ausgezeichnet zu Vanilleeis. Denn wer nicht (auch) genießt wird ungenießbar.
[Natrium: 1 mg / Kalium: 170 mg]

Kirschen

Frische Kirschen wirken entwässernd und helfen beim Aufbau von Bindegewebe. Adieu Orangenhaut! Im Gepäck gibt's außerdem das siegreiche Dreiergespann: Eisen und Vitamin C folgen hier dem Rudelführer Folsäure.

Kirschen stehen aber leider auf der „roten Liste", da sie meistens mit vielen Pestiziden belastet sind. Abhilfe: Obst während der Saison (Ende Juni bis August) aus der Heimat einkaufen. [„Sauer": 2 mg Natrium / 114 mg Kalium] [„Süß": 3 mg Natrium / 229 mg Kalium]

Kiwis
Übel für Viren und Bakterien! Der Vitalstoff-„Schnellspender" räumt nämlich unter den Schädlingen ordentlich auf. Neben viel Vitamin C, werden ordentlich Magnesium und Calcium geliefert. Und obendrauf gibt's noch eine gute Portion Zink und Eisen. Zur Stärkung der „Blutsbande" wird auch noch Vitamin K mit-geliefert. Dieses „Lieferpaket" ist für Schad-stoffe einfach unzumutbar. Angewidert räumen sie freiwillig das Feld. [Natrium: 4 mg / Kalium: 295 mg]

Orangen
Mit ihren Pflanzenstoffen liefern die Früchte ein Gesundheits-Power-Päckchen aus der ersten Liga. Darin enthalten: Vitamin C, Folsäure, Mangan, Kalium, Calcium, B-Vitamine und vieles mehr. Das stärkt die interne Sicherheit und möbelt die Zellen auf! Zudem wird den Früchten nachgesagt, dass sie den Geist anregen und die Konzentrationsfähigkeit erhöhen. (Hoffentlich bleibt der angeregte Geist dann auch bei der Konzentration seiner Aufgaben. Am Ende denkt er sich noch frei, quer hindurch, obendrauf und untendrunter.) Au Weia! Dagegen hilft dann wahrscheinlich nur

ordentlich Fast-Food. [Natrium: 2 mg / Kalium: 278 mg]

Pflaumen
Durch eine „Pflaumenkur" wird der Leib rank und schlank gegessen,
entwässert und gereinigt. Saubere Sache! Sehr beautiful! Und dabei sorgen die enthaltenen B-Vitamine noch dafür, dass die gute Laune nicht verloren geht. [Natrium: 2 mg / Kalium: 221 mg]

Preiselbeeren
Halali! Da brat mir doch einer ein Wildschwein. So was Gesundes wie Preiselbeeren findet sich doch immer nur als Häppchen neben der Sau.
So sprach die Genusslustige in ihrer grund-guten Naivität und wurde prompt eines bes-seren belehrt. Ich stellte also fest, dass Preisel-beeren anscheinend auch als „Solisten" verdrückt werden können. Lohnt sich sogar. In den Mini-Beeren steckt nämlich ganz viel Kupfer und Mangan, eine gute Prise Provitamin A und Jod, inklusive einer Dosis Zink und Vitamin C. Und tatsächlich: Beilagen-Schweine braucht's für ein Häppchen Preiselbeeren gar keine. Schade (eigentlich). [Natrium: 2 mg / Kalium: 72 mg]

Weintrauben
Wie man sich das Obst der Götter standes-gemäß einverleibt wissen wir ja. Nieder-gestreckt auf einer zünftigen Liegestatt lümmelt man vornehm darauf danieder und schaufelt wahllos ganze Stauden in sich hinein. Wohl

dem, der weiß wie man es sich gut gehen lässt. Weintrauben helfen nämlich bei der Ausscheidung von Bakterien. Das verschafft den Nieren und der Blase Erleichterung und große Freude. Der in den Trauben enthaltene Fruchtzucker hebt auch leicht den Blutzuckerspiegel an, so dass dieser nicht mehr stets verdrießlich für schlechte Laune sorgen muss.

Und obendrauf gibt's auch noch anständig Folsäure! Leider sind Weintrauben mit vielen Pestiziden belastet. Saison: August bis Ende Oktober. [Natrium: 2 mg / Kalium: 192 mg]

Zitronen
Hartgesottene Zeitgenossen löffeln sich das Fruchtfleisch pur in den Rachen. Wer das nicht schafft, nimmt eben frisch ausgepressten Zitronensaft. Beachten sollte man nur, dass der saure Sud möglichst oft den Weg durch die Kehle findet. Dann gibt's nämlich die Trophäe! = Gute Laune, ein starkes Immunsystem, eine bessere Fettverwertung und einen guten Tag für die Zellen. Die Mannschaftsaufstellung: Magnesium, Kupfer, Folsäure, Calcium und Zink. Weitere Super-Vitalstoffe unterstützen das Spiel. Angeführt wird das Team vom Kapitän Vitamin C. Und in der Zitronen-Ehrenloge sitzen hochkarätige Pflanzenstoffe. Schief gehen kann dabei gar nichts. Die Trophäe ist sicher! [Natrium: 3 mg / Kalium: 149 mg]

Gemüse!

Artischocken

Wer will, dass sein Herzblatt gesund bleibt, bringe neben einem Strauß Blumen noch ein Bündel Artischocken mit. Artischocken bergen nämlich sehr viele wertvolle Inhaltsstoffe in sich, über die sich jede/r „Leibeigene" nur freuen kann. Zudem entlasteten sie die Leber, regen den Gallefluss an und unterstützen den „Cholesterin-Pannenservice" bei der Arbeit. Gut vertreten: Eisen, Mangan, Kupfer, Fluor, Magnesium, Calcium, Kalium, Vitamin B1 und Biotin. [Natrium: 47 mg / Kalium: 353 mg]

Brunnen- und Gartenkresse

Hasenfutter? Von wegen! Diese grasähnlichen Gewächse enthalten einen tipptopp Vitamin- und Mineralstoffgehalt! Neben viel Eisen, werden unter anderem auch saubere Mengen an Calcium, Magnesium und Mangan geliefert. GUT: Kresse kann in der Küche „Ratzfatz" eingesetzt werden. Eine Handvoll davon passt über fast alles Essbare. Als Bio-Waren relativ günstig im Einkauf. [Gartenkresse: 5 mg Natrium / 550 mg Kalium] [Brunnenkresse: 12 mg Natrium / 276 mg Kalium]

Grünkohl/Broccoli

Der Vitamin-Spitzenreiter ist und bleibt der Grünkohl! Er karrt sozusagen im „Sattel-schlepper" haufenweise Ladungen an Vital-stoffen an. Gegen diese Fuhren kann nicht einmal der Super-Broccoli ankommen. Der kommt nämlich zum Abladen eher mit einem „Sprinter" angefahren. Und trotzdem ist Broccoli viel beliebter und wird wesentlich öfter gekauft als der „tonnenschwere" Kollege. Macht aber nichts. Denn Broccoli gehört (derzeit) zu den Sorten, die kaum mit Pestiziden belastet sind. Zudem bietet er Schutz für die Zellen, Hilfe für die Verdauung, liefert satte Mineralien und viel Vitamin C. Bei den Mineralien rangieren im oberen Feld: Eisen, Calcium, Zink, Kupfer, Magnesium, Mangan und Jod. [Natrium : 19 mg / Kalium: 373 mg]

Grünkohl soll laut Untersuchungen leider mit vielen Pestiziden belastet sein. Grünkohl-Saison: Oktober bis März. [Natrium: 42 mg / Kalium: 490 mg]

Knoblauch

In der Traumfabrik Hollywood wird Knoblauch gerne in Vampir-Filmen eingesetzt. Zum Schutz vor Blutsaugern werden dafür ganze Knollen um das zu schützende Objekt gelegt. Tatsächlich ist es aber viel sinnvoller, die Knoblauchzehen zu essen. Den enthaltenen Ölen werden nämlich allerhand tolle Dinge nachgesagt. Unter anderem sollen sie belebend und verjüngend wirken. (Wer weiß, vielleicht erspart das tatsächlich die eine oder andere Botox-Spritze.) Auf jeden Fall aber verbessert Knoblauch die Durchblutung, regt den Kreislauf an und reinigt den Darm von Pilzen und Bakterien. Erst der spezielle Geruch, welcher sich nach dem Genuss von Knoblauch zwangs-läufig verbreitet, sorgt dann eventuell dafür, dass auch so mancher Blutsauger aus dem Umfeld vertrieben werden kann. [Natrium: 19 mg / Kalium: 500 mg]

Kohlrabi

Hier kommt gute Laune unters „Dach"! Bei der Reise durchs innere Labyrinth wirft Kohlrabi nämlich mit Vitaminen und Mineralstoffen nur so um sich. Im Gepäck versammeln sich viel Vitamin C, Folsäure, Vitamin K, Biotin, sowie Magnesium, Eisen und Calcium. Bei so viel Freude im „Haus" wird sogar die Stimmung eines angesäuerten Haushaltes aufgeheitert. Dabei kann es durchaus passieren, dass dieser völlig vergisst, mit Sodbrennen oder anderen Wehwehchen zu nerven. *Enthält viel Nitrat!* [Natrium: 32 mg / Kalium: 380 mg]

Kopfsalat

In der Vergangenheit musste der Kopfsalat einige Meckerei über sich ergehen lassen. Dabei ist er gar nicht so übel. Für ihn spricht, dass er in seinen „Blättersäften" eine reichhaltige Menge an Vitaminen und Mineralien birgt. Besonders erwähnenswert: Provitamin A, Vitamin K, B1, B2, B6 und Folsäure.
Er ist allerdings, das muss man zugeben, sehr empfindlich und Nitrat liebend. „Zerschnippelt" und eingesperrt in Tüten, reagiert er leicht depressiv, macht schnell schlapp, bildet (noch mehr) Nitrat und verliert seine Nährstoffe. Auch außerhalb von Tüten verträgt er keine langen Lagerungen. *Enthält Nitrat!* [Natrium: 8 mg / Kalium: 172 mg]

Kürbis

Hier werden Spitzen-„Pararasiten-Vernichter" geliefert! Nebenbei eignet sich Kürbis auch bestens zur Gewebsentwässerung. (Vorausgesetzt natürlich, er bekommt keine Mega-Ladung Salz auf die Ohren.) Will man auch den Fetten zu Leibe rücken, bastelt man sich aus dem Gehäuse gleich noch ein Laternchen und macht damit täglich einen langen Spaziergang zum Feierabend. Happy Halloween! [Natrium: 1 mg / Kalium: 304 mg]

Lauch/Porree

Die enthaltenen Lauchöle wienern wie fleißige Putzfrauen durch den Körper und säubern den Magen- Darmbereich von Bakterien frei. Sie machen auch der Durchblutung „Beine" und helfen ganz nebenbei noch dem „Cholesterin-Pannenservice" beim Räumen der „Fahrbahn".
Zu ihren wichtigsten Putz-, Schleif-, Lack- und Versiegelungs-Arbeitsmitteln gehören z.B. viel Eisen, Calcium, Magnesium, Mangan, Folsäure, Vitamin K, Biotin und Vitamin C. [Natrium: 5 mg / Kalium: 235 mg]

Möhren

Diese 1a „Anti-Parasiten-Spieße" schützen erstklassig vor feindlichen Angriffen! Hochkarätige Pflanzenstoffe sorgen hier nämlich mit sehr viel Provitamin A für eine ritterliche Verteidigungsfront. In den vorderen Rängen sind außerdem noch Folsäure, Eisen und Vitamin K vertreten. Um daraus eine königliche Garde entstehen zu lassen, sollte man nur noch ein wenig Fett für

Provitamin A sichern und evtl. auch gleich noch etwas Extra-Vitamin C mit antanzen lassen. Denn durch ein ordentliches Vitamin C-Geschütz wird Eisen hellwach und verbessert seinen Einsatz im Trupp.

„Anti-Parasiten-Spieße" eignen sich in Fett gedünstet ebenso gut wie als „Rohkost-Waffen". Warum? Darum: Bei der gedünsteten Variante kommen die Pflanzenstoffe etwas besser in die Gänge. Denn hochmütig wie sie sind, muss man sie erst ein wenig anheizen. Durch die „Rohkost-Waffen" dagegen, bleibt auch die „zimperliche" Folsäure erhalten. [Natrium: 60 mg / Kalium: 290 mg]

Paprika

Einem Gourmet würde beim Biss in eine „Billig-Schote" wahrscheinlich etwas ganz schlimmes passieren. Aber auch jedem anderen kann hier nur geraten werden, dieses Gemüse möglichst als Bio-Lebensmittel einzukaufen. (Vorausgesetzt man isst gerne Paprika. Andernfalls gehen auch die „Billig-Schoten", denn die schmecken meistens eben nicht nach Paprika.) (Bio)-Paprikas sorgen dafür, dass Durchblutung und Stoffwechsel in die Gänge kommen. Die „Parasiten-Vernichter-Gang" der Pflanzenstoffe vertreibt zudem viele Schädlinge. Das Gemüse liefert außerdem reichlich Vitamine, wie z.B. Vitamin C, B6, K, E und Folsäure. (Rote Paprikas sind insgesamt etwas satter an Vitalstoffen.) [Natrium: 2 mg / Kalium: 212 mg]

„Normale" Paprikaschoten sind leider sehr oft mit vielen Pestiziden belastet.

Radieschen

Klein. Rot. Rattenscharf. Die enthaltenen Senf-
öle reinigen Magen und Darm von Pilzen und
Bakterien. Außerdem liefert die Mini-Kugel auch
gleich noch ein Power-Mineralien-Paket mit, in
dem sich ganz viel Fluor und Eisen verbergen.
Enthalten Nitrat! [Natrium: 17 mg / Kalium: 255 mg]

Rettich

Innere Reinigung gefällig? Dann sollte mal der
scharfe Rettich ran! Er putzt und desinfiziert
was das Zeug hält. Und Glanz und Gloria: die
Durchblutung fließt wieder, die Schleimhäute
werden geschützt und auch eine nieder-
gestreckte Darmflora sieht wieder besseren
Zeiten entgegen. *Enthält Nitrat!* [Natrium: 18 mg /
Kalium: 322 mg]

Rosenkohl

Vorsicht!
Diese Kohl-Gang ist nichts für Schlaffis! Bei den
kältesten Temperaturen werden hier schließlich
hochrangige Größen „ausgebildet", die für
Abhärtung und Lebenskraft sorgen. Bei der
Rosenkohl-Anlieferung geht's deshalb richtig
rund! In Star-Besetzung laufen auf: Vitamin B1,
B2, B6, Folsäure, Vitamin K, Niacin sowie
Magnesium, Eisen, Zink, Mangan und Vitamin
C. Wenn bei soviel geballter Power der
(manchmal lahme) Magen etwas aufbegehrt,
heißt es tapfer sein! Die Kohl-Gang schreitet
zwar mit Tempo zur Tat, dankt es aber mit
Anerkennung. Man erhält z.B. ein gestärktes
Immunsystem, eine gute Blutbildung und eine

bessere Polsterung im Bindegewebe. *Enthält Oxalsäure und Nitrat!* [Natrium: 10 mg / Kalium: 387 mg]

Rote Bete

Die Rote Bete mobilisiert müde Verwaltungsgänge auf, damit die Gesamtleistung im „Haus" wieder gesteigert werden kann. Außerdem kümmert sich die Rübe um die Bildung der roten Blutkörperchen, beseitigt zahlreiche Gifte und hilft beim Aufbau von neuem Bindegewebe. Neben einem Spitzen-Folsäure-Anteil werden viel Eisen, Calcium, Kupfer, Mangan, Magnesium, Zink und Kalium geliefert. *Enthält Oxalsäure und Nitrat!* [Natrium: 58 mg / Kalium: 336 mg]

Spinat

Das Grünzeug bringt eine sehr hochkarätige Vitalstoff-Mannschaft mit, die in ihrer Aufstellung einen gigantischen „Heimsieg" für die Gesundheit verspricht. Dafür müssen vorab nur ein paar Spielregeln beachtet werden. Spinat ist nämlich ein Draufgänger! Er lässt sich sowohl mit Nitrat als auch mit Oxalsäure ein.

Kann dieses Paarungsverhalten im Rahmen des erträglichen gezüchtigt werden, darf mit einer gesunden Nährstofflieferung gerechnet werden. Diese verspricht unter anderem den Schutz aller Schleimhäute, Hilfe bei der Blutbildung und eine saftige Stärkung der Abwehrkräfte. Spinat ist reich an Provitamin A, Vitamin K und C, Vitamin B1, B2, B6, Niacin, Calcium, Magnesium, Mangan, Fluor, Jod und Eisen.

Enthält viel Oxalsäure und Nitrat! [Natrium: 65 mg / Kalium: 633 mg]

Tomaten

Tomaten gehören zu den wichtigsten Boten der astreinen Vorsorge-Medizin. Die eingelagerten Pflanzenstoffe in der roten Kugel machen Jagd auf freie Radikale und schützen die Zellen! Das regt auch den Stoffwechsel an und stabilisiert das Immunsystem. Bei den Vitaminen und Mineralstoffen, übernehmen Folsäure, Kalium und Magnesium die Führung durchs „Haus".

„Grünes" ist bei diesem Gemüse nicht gesund und sollte deshalb besser entfernt werden. Als mögliche Nebenwirkungen können ansonsten Kopfschmerzen oder Übelkeit auftreten. [Natrium: 3 mg / Kalium: 242 mg]

Weißkohl und Wirsing

„The Krauts" gehören zum Gemüse aus der Heimat. Ebenso wie alle anderen Kohlköpfe. Arm an Kalorien, wirken schnell sättigend, helfen beim entwässern, regen Stoffwechsel und Darmtätigkeit an und liefern viel Vitamin C. *Enthalten Nitrat!* [Weißkohl : 12 mg Natrium / 208 mg Kalium] [Wirsing : 9 mg Natrium / 252 mg Kalium]

Zwiebeln

Zwiebeln gehören zum Reinigungsdienst der Extraklasse. Sie schrubben die Bahn frei und desinfizieren die Innereien.
Einem müde gewordenen Kreislauf bleibt dabei gar nichts anderes übrig, als wieder auf Touren zu kommen. Und auch mit dem Übermut eines

zu hohen Blutdrucks weiß der Zwiebelsaft umzugehen.

Zum Abrunden der Reinigungsnummer gibt es zusätzlich noch eine kräftigende Stärkung für das Immunsystem. Zwiebeln enthalten (unter anderem) Folsäure, Vitamin C und viel Zink. [Natrium: 3 mg / Kalium: 152 mg]

Kapitel VI

Omega-3-Fettsäuren ° Omega-6- Fettsäuren °
Essentielle Aminosäuren

Omega-3-Fettsäuren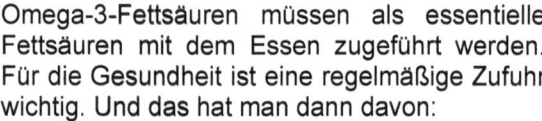

Omega-3-Fettsäuren müssen als essentielle Fettsäuren mit dem Essen zugeführt werden. Für die Gesundheit ist eine regelmäßige Zufuhr wichtig. Und das hat man dann davon:

- „Aufschwung" in der Fabrik"
  Die Zellen werden regeneriert und in ihrer Arbeit bestens unterstützt
- Regulierung des Blutdrucks und der Blutfette
- Verminderung von Entzündungen
- Förderung der gesunden Haut
- Verhinderung von Verklumpungen der Blutplättchen
- Bessere Laune und bessere „Kopfarbeit"

Bedarfsdeckung:

Konkrete Angaben zum Tagesbedarf liegen derzeit nicht vor. Es wird aber empfohlen, täglich „kalt gelassenes" Leinöl oder Rapsöl zu verwenden. Außerdem sollte mindestens zwei Mal pro Woche fetter Seefisch auf den Tisch!

[☹ Sonst noch was? ☹]

Richtig! Die Zufuhr aus Nahrungsmitteln ist im Alltagsleben nicht immer umzusetzen. Deshalb empfehlen sich Omega-3-Zufuhrpräparate.

> Durch Fischölkapseln wird der Körper z.B. direkt und sehr effektiv mit den wichtigen Omega-3-Fettsäuren versorgt.

Omega-6-Fettsäuren

Omega-6-Fettsäuren gehören ebenfalls zu den essentiellen Fettsäuren.

Durch gewöhnliche Ernährungsgewohnheiten tragen wir diese aber oft im Überschuss mit uns rum. Omega-6-Fettsäure-Quellen sind z.B.: Distel-, Soja- oder Sonnenblumenöl.

Die beiden Fettsäuren im Kurzüberblick:

100 g / g	Omega-3	Omega-6
Leinöl	54,20	13,90
Rapsöl	22,30	9,15
Distelöl	0,47	75,10
Sojaöl	7,70	53,10
Sonnenblumenöl	0,50	63,00
Olivenöl	0,86	8,08
Hering (Atlantik)	4,03	0,19
Makrele	2,29	0,34
Schillerlocke	5,71	1,14
Lachs	3,57	0,62

Fisch:

liefert u.a. Vitamin B12, gutes Eiweiß und satte Mineralstoffe.

Leider versammeln Fische aus verschmutzten Gewässern aber auch relativ große Mengen an Schadstoffen in sich. Tipp:

- Ausreichende Versorgung folgender Vitamine sicherstellen: B2, C, A und E
- Mineralwasser trinken (Mineralwasser hilft bei der Ausscheidung von Giften)

Essentielle Aminosäuren (Eiweißbausteine)

Von 20 Aminosäuren (Eiweißbausteinen) sind acht Aminosäuren essentiell und müssen mit der Nahrung zugeführt werden. Das ist z.B. wichtig für:

- Muskelaufbau, „Knochenarbeit"
- Haut, Haare, Nägel, Bindegewebe
- „Kopfarbeit", Stimmungsaufhellung ☺
- Verdauungsvorgänge Antriebssteigerung, Lebenskraft

Als „Baustoffe" bieten sich an:

- Milchhaltige Lebensmittel (Joghurt, Quark, Käse usw.)
- Hülsenfrüchte (Sojabohnen, Linsen, Erbsen usw.)
- Gemüse (grüne Bohnen und Erbsen eignen sich z.B. hervorragend!)
- Fisch, Geflügel, Fleisch
- Vollwertiges Getreide
- Naturreis, Kartoffeln
- Nüsse, Samen und Kerne
- Eier[S.42]

Eier[S.42]

Baustelle

„Kurzmeldungen vom Bau":

„Baustoffe" benötigen natürlich gute Mitarbeiter. Denn es nutzt ja nichts, wenn das ganze „Zeug" rangeschafft wird und dann brach liegt!

Vorsicht geboten ist deshalb bei zu hohen „Baustoff-Anlieferungen" aus Vollmilch, Fleisch- und Wurstwaren, wenn dabei die Versorgung der Pflanzenstoffe fast ausbleibt, oder wenn der Körper zu Übergewicht neigt bzw. wenig bewegt wird.

Mit zu vielen gesättigten Fetten verärgert man außerdem unnötig den „Cholesterin-Pannenservice". Wegen ständiger Arbeitsüberlastung, hat dieser möglicherweise irgendwann die Nase gestrichen voll. *Infos, S. 40*

Abhilfe:

Alternativ zu fetten Fleisch- und Wurstwaren, bietet es sich an, vorzugsweise die anderen „Baustoffe" in Kombinationen zu essen (z.B. Quark mit Kartoffeln, Getreidemüsli mit Naturjoghurt, Salat mit Kernen und Vollkornbrot usw.) Denn durch diese Kombinationen erreicht man eine bessere Versorgung aller acht essentiellen Bausteine. Werden diese nämlich zu einseitig oder unvollständig versorgt, gerät man leicht in ein Ungleichgewicht.

Täglicher Eiweißbedarf:
- 0,8 g pro kg Körpergewicht

Für die ausreichende Versorgung reicht es also aus, die „Baustoffe" abwechselnd und über die Woche(n) verteilt zu essen. (Nährwertlisten sind dafür nicht erforderlich.)

Wichtig ist
nicht das zugeführte Gesamteiweiß,
sondern die richtige Mischung.

Die acht essentiellen Aminosäuren:
- Phenylalanin, Isoleucin, Leuzin, Lysin, Methionin, Threonin, Tryptophan, Valin

Kapitel VII

Streik!
Die Verdauung legt die Arbeit nieder

Neuverhandlungen
wegen unklarer Brot-Aussagen

Die Verdauung streikt!

Es wird berichtet, dass Arbeitsniederlegungen in der Verdauung zu einer Art Volkssport im Lande geworden sind.
[Man bedenke nur mal: Was bleibt stecken? Wo bleibt's stecken?]

… Augenblick! Verweile **N**icht! [Bloß nicht!] Alarm ist angesagt! Abfallentsorgung! Andere Gedanken! Aber möglichst Asta la Vista!

Abführmittel sollen als „innere Müllabfuhr" ungemein beliebt sein.
Mal sehen, was darüber so berichtet wird:

Abführmittel sorgen erst einmal für eine sehr schnelle Unterbrechung des Streiks. Aber! Je nach Verhandlungsgrundlage ist die Sache damit längst noch nicht beendet. Denn den Streikenden wird unter dem Zwang eines Abführmittels sozusagen ein Tritt in den „Allerwertesten" verpasst. Pah! [Alles muss man sich ja nun auch nicht gefallen lassen!]
In groben Fällen geht der Streik also in die nächste Runde.

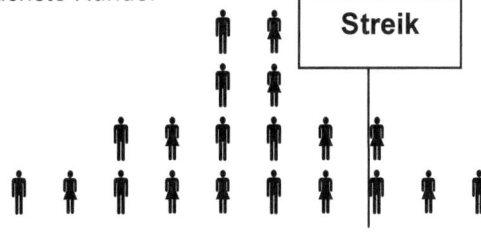

Und dann kommt's erst richtig dicke! Kalium [aus der Mineralstoffmannschaft] ist auf solche

Spielereien überhaupt nicht gut zu sprechen und zieht sich beleidigt zurück, wenn auf Dauer keine Schlichtung in Sicht ist. Folge: Kaliummangel.

Andere Kollegen aus der Vitalstoffmannschaft (sofern noch vorhanden) können während der Arbeitsniederlegung leider nur noch bedingt vorgelassen werden. Folge: Nährstoffmangel wegen Platzverweisen.

Sch.....eibenkleister! Und jetzt? Weiterhin Abführmittel als „Streikbrecher" verwenden?

Oder mal über neue Vertragsverhandlungen nachdenken?

Werfen wir doch mal einen Blick in einen neuen Vertrag:

Ein fristloser Rausschmiss durch Abführmittel ist nur noch im absoluten Härtefall erlaubt, wenn möglich nach Rat des behandelnden Arztes, der vorher angehört werden sollte!

Die zukünftige Vertrags-Bedingung lautet, dass ab sofort eine 1a Nährstofflieferung durch gesundes Brot erfolgt.

☹ ⋜ M.O.M.E.N.T! Stopp! ⋝ ☹

☹ ⋜ Was heißt denn hier „gesundes Brot"?

Pah! Am Ende wird uns noch hinterhältiges Backwerk untergeschoben. Das lassen wir uns nicht gefallen!

Streik

NEUVERHANDLUNG
(wegen unklarer Brot-Aussagen im Vertrag)

ES ERSCHEINEN:

 PARTEI A = FÜR DEN NEUVERTRAG!

PARTEI B = GEGEN DEN NEU-VERTRAG! (Rechnet mit schlechtem Backwerk.)

Zur Verhandlung ⟶

A   Dieses Vollkornbrot gehört zu den guten Brotsorten. Schreiben wir das in den Neuvertrag!

B   *Pfh! Mit diesem Titel schmücken sich doch viele.*

A   Wie das? Wann darf denn ein Brot diese Bezeichnung tragen?

B   *Ein Brot, das mindestens 90% Vollkorn-mehl enthält, darf die Bezeichnung Vollkornbrot tragen!*

A   Ach so. Aber lässt sich denn Vollkorn-mehl überhaupt ohne Nährstoffverlust lagern?

B   *Eben nicht.Bereits gemahlenes Getreide (also das Vollkornmehl) verliert bei der Lagerung ein Vielfaches an wertvollen Vitaminen und Mineralstoffen!*

A   Hm. Aber das Getreide für Vollkornbrot darf nicht mit Pestiziden belastet sein?

B   *Selbstverständlich darf es das! Wenn's geht wollen wir das aber nicht mehr so gerne. Deshalb verhandeln wir ja.*

A   Soso, deshalb verhandeln wir? Was sie nicht sagen...
Also: Vollkornbrot erkennt man aber an der Farbe? Richtig?

B   *Nein! Ein urgesundes Weizenvollkorn-brot zum Beispiel bleibt natürlich eher hell in der Farbe.*

*Manchmal werden Brote auch ein-
gefärbt. Angaben darüber finden sich
aber auf dem Etikett.*

A   Aha. Vollkornbrot ist aber etwas grob-
      körniger, oder?

B   *Nein. Die „Struktur" kann täuschen! Ob
      das Getreide zu grobem oder feinem
      Mehl verarbeitet wurde, spielt keine
      Rolle. Wichtig ist nur, dass Hülle und
      Randschichten der Getreidekörner voll-
      ständig mit vermahlen wurden.*

A   Und was sollte nun ein gesundes Voll-
      kornbrot mitbringen?

B   *Das vollwertige Getreide sollte vor der
      Broterstellung relativ frisch vermahlen
      werden! Das ist sehr wichtig, da der
      Vitaminverlust bereits kurz nach dem
      Mahlvorgang beginnt. (Geschmack-
      volles Mehl aus chemiefreiem Getreide
      wäre natürlich eine ganz feine Sache,
      wenn sich das denn einrichten lässt.)*

A   Also, was ist zu tun?

B   *Man muss genau hinsehen und lesen,
      was auf dem Etikett steht. Oder man
      geht zum Bäcker seines Vertrauens!*

A   Welcher Bäcker?

B   *Bio Bäcker!
      Und mancher „normale" Bäcker will
      ebenfalls gerne (mehr) Vollkornbrot
      verkaufen! Dafür fehlt aber die Kunden-
      nachfrage.*

A   Wie? Dafür fehlt die Kundennachfrage? Warum denn das?

B   *Tja, ich weiß auch nicht!*

A   Sie wissen auch nicht? Können sie zur Abwechslung vielleicht einmal M.I.T.-D.E.N.K.E.N! Mannmannmann!

B   *Ähm, nun, vielleicht ist das Wissen der Alten in Vergessenheit geraten?*

A   Sie meinen wohl die WERTEN AHNEN!

B   *Jawohl!*

A   Nun, das war wohl eine andere Zeit. „Unser tägliches Brot gib uns heute". [Hohoho!] Damals wurde zum Essen auch noch die ganze Sippschaft zusammen gerudelt. Was sollte man seinerzeit besser gewusst haben?

B   *Sicher. Wir sind heute in vielen Dingen zivilisierter und klüger. Aber wir reden ja hier vom Getreide! Und viele unserer werten Ahnen wussten „Körnerfutter" eben noch sehr zu schätzen. Dazu ein Beispiel: In meiner Heimat wurde früher viel Weizenvollkornbrot gebacken. Die Alten meinten, Weizen sei das Gold der Nahrung. Es galt als unverzichtbar für das Nervensystem und die Erhaltung der Lebenskraft. Auch für eine gute Verdauung galten Getreidekörner als die beste „Medizin" gegen mögliche „Magen-Darm-Tragödien". Außerdem leistet vollwertiges Getreide einen wichtigen Beitrag zur Vorsorge gegen Darmkrebserkrankungen. (Gut, das mit dem Darmkrebs wussten sie wahrscheinlich noch nicht. ☺)*

A   Verstehe. Aber ich warne sie! „Oberschlau" daherreden und auch noch frech grinsen!
Unterlassen sie das gefälligst!
Ich notiere (für alle Fälle): „Verwarnung wegen ungezogener Bemerkung". Hm.
Solche wie sie sind wahrlich ein Kreuz!
Sapperlot! Weiter geht's:

Kann es sein, dass Weizenvollkorn und Weißmehl manchmal verwechselt wird?

B   *Ja, könnte sein.*

A   Bitte erklären!

B   *Weißmehl = Fades Auszugsmehl!*
Null Inhalt für Grips und Lebenskraft!
Gewöhnlich billig(er) im Verkauf. Das hinterhältige Zeug zieht einen ganzen Rattenschwanz durchs Haus und sorgt nur für Ärger. Weißmehl verhilft z.B. zu Verdauungsstreiks, verschafft Vitamin B-Mangelerscheinungen und übelste Gewichtszunahmen.

A   Ei ei ei. Und Weizenvollkorn?

B   *Weizenvollkorn = Spitzen Vitamin B-Lieferant! Figur- und Magenfreundlich. Gut für Grips und Lebenskraft!*

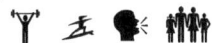

A	Zugegeben, Vitamin B ist nicht übel. Dieses Weizenvollkornzeugs scheint sich dafür anzubieten. Aber sind denn andere Getreidesorten ebenfalls so empfehlenswert?
B	*Ja, vollwertige Getreidesorten sind alle empfehlenswert. Weizenvollkorn diente hier nur als ein Beispiel.*
A	Na gut. Probieren wir das mal. Gibt's noch etwas zu beachten?
B	*Ja!* *Mancher Leib ist bei so viel geballter Vitamin-Power vielleicht etwas verunsichert. Um die „Innereien" an die ungewohnten Tätigkeiten heranzuführen, sollte man das vollwertige Brot erst einmal langsam essen und sehr gut kauen. Andernfalls können zu Beginn eventuell Bauchschmerzen auftreten.*
A	Gutgut. Nun erzählen sie zur Sicherheit aber bitte noch etwas über dieses Weißmehl.
B	*Pah! Auszugsmehl ist das! Gehört zum Klüngel der niedersten Gesinnung!*
A	Soso. Und wo kommt diese Mehl – Bande her?
B	*Als Getreidekörner fällt diese Bande diversen Raubzügen zum Opfer. Man klaut ihnen die Nährstoff-Reichtümer und verarbeitet sie dann kurzerhand zum Mehl-Mob.*

A   Wie bitte?
Diese Getreidekörner werden schamlos bestohlen?

B   *Jawohl!*

A   Was genau wird ihnen genommen?

B   *Die Hüllen und Randschichten!*
Und gerade darin bewahren sie ihre größten Nährstoff-Reichtümer auf, die ihnen von der Natur zur Weitergabe an die Menschen geschenkt wurden.

A   Warum?

B   *Das „ausgezogene" Mehl lässt sich besser lagern.*

A   Aber sie sagten doch zu Beginn der Befragung, dass sich Mehl ohne Nährstoffverlust nicht lagern lässt. Hmm?

B   *Richtig!*
Aber das macht bei „ausgezogenem" Mehl auch nichts mehr! Nach dem Motto: „Ist der Ruf erst ruiniert, lebt sich's frei und ungeniert"!

A   Ei ei ei. [Pause.]

Ich hörte, selbstgebackenes Brot soll sehr beliebt sein. Gibt's denn dazu noch etwas zu berichten?

B   *Gibt's.*
Eine Getreidemühle wird wärmstens empfohlen

Das Getreide kann zum Beispiel in Naturkostecken, im Bio-Laden oder bei

vielen landwirtschaftlichen Betrieben direkt bezogen werden.
Aber Vorsicht! Eventuell enthaltene Mutterkörner müssen entfernt werden. Vorab sollte man sich deshalb von A-Z beraten lassen. Empfehlenswert ist es außerdem, diverse Informationen zur Teigherstellung einzuholen.

A   Gut.
Für den Neuvertrag definieren wir nun „gesundes Brot" wie folgt:

Gesundes Brot

= Vollkornbrot,

gebacken
aus relativ frisch vermahltem Getreide,
dem Hülle und Randschichten
erhalten geblieben sind,

ohne weiteres Gemisch
aus der Mehl-Mob-Bande!

Gerne aus Getreide,
das frei von Pestiziden ist.

 Zufrieden?

 Zufrieden!

Umfangreiche Nährwerttabellen sind über den Buchhandel erhältlich.
Für den Einstieg folgen hier einige Infos:

100 g Lebensmittel	Vitamin C / mg
Brokkoli, gekocht	90,00
Erdbeeren	62,00
Grapefruit	44,00
Hagebutten, frisch	1250,00
Himbeeren	25,00
Honigmelone	32,00
Johannisbeeren, schwarz	177,00
Kiwis	46,00
Kohlrabi, roh	63,00
Mandarinen	32,00
Mango	37,00
Orangen	50,00
Paprika	105,00
Radieschen	27,00
Rettich, roh	29,00
Rosenkohl, gekocht	87,00
Spinat, gekocht	29,00
Tomaten, roh	25,00
Weißkohl	47,00
Wirsing, gekocht	35,00
Zitronen	53,00

100 g Lebensmittel	Vitamin B1 / mg
Bierhefe	12,00
Cashewnüsse	0,63
Dinkelkörner	0,30
Erdnüsse	0,90
Hafervollkornflocken	0,65
Mohn-/Sesamsamen	0,86/0,80
Naturreis	0,41
Paranüsse	1,00
Pinienkerne	1,30
Roggenkörner	0,35
Sonnenblumenkerne	1,90
Weizenkörner	0,46

100 g Lebensmittel	Vitamin B2 / mg
Avocado	0,15
Bierhefe	4,00
Birkenpilze	0,44
Brunnenkresse	0,20
Cashewnüsse	0,25
Champignons	0,45
Eier	0,41
Hafervollkornflocken	0,15
Kefir	0,18
Kokosraspeln	0,60
Leinsamen	0,16
Mandeln, süß	0,60
Milch, 1,5% / 3,5%	0,18
Naturjoghurt, 1,5% / 3,5%	0,18
Pinienkerne	0,23
Roggenkorn	0,84
Rosenkohl	0,14
Sesamsamen	0,25
Spinat	0,16
Weizenkeime	0,72

100 g Lebensmittel	Vitamin B6 / mg
Avocado	0,50
Bananen	0,36
Buchweizenkorn	0,58
Erdnüsse, frisch	0,44
Feldsalat	0,25
Gartenkresse	0,30
Gerstengraupen	0,22
Hafervollkornflocken	0,94
Kartoffeln, gekocht	0,19
Kürbiskerne	0,90
Mohn-/Sesamsamen	0,44/0,79
Möhren, roh	0,30
Naturreis	0,28
Roggenkeime	1,80
Walnüsse	0,87
Zwiebeln, roh	0,13

100 g Lebensmittel	Vitamin B12 / µg
Austern	14,60
Buttermilch	0,20
Camembert, 30%.	3,10
Edamer, 45%	2,10
Eier	1,86
Emmentaler	3,00
Garnelen	1,56
Goldbarsch	3,80
Hühnchenbrust	0,40
Hüttenkäse	2,00
Kalbsleber	60,00
Lachs	2,89
Naturjoghurt	0,40
Putenbrust	0,52
Salami	1,40
Salzhering	12,55
Saure Sahne	0,30
Thunfisch	4,25

100 g Lebensmittel	Folsäure / µg
Chicoree	50,00
Chinakohl	66,00
Endiviensalat	109,00
Erdbeeren	65,00
Feldsalat	145,00
Himbeeren	30,00
Honigmelone	30,00
Kirschen, sauer	75,00
Kohlrabi, roh	70,00
Kopfsalat	75,00
Mango	36,00
Möhren, roh	55,00
Orangen	42,00
Paprika, roh	60,00
Roggenkörner	143,00
Tomaten, roh	44,50
Weintrauben	43,00
Weizenkörner	87,00

100 g Lebensmittel	Niacin / mg
Dattel, getrocknet	2,00
Erdnüsse	15,30
Forelle	3,40
Lachs	7,20
Pinienkerne	4,50
Pfifferlinge	6,50
Putenbrust	11,30
Scholle	4,40
Sonnenblumenkerne	4,10
Weizenkorn	5,10

100 g Lebensmittel	Pantothens./ mg
Avocado	1,10
Buchweizenkorn	1,20
Cashewnüsse	1,20
Eier	1,60
Linsen	1,57
Naturreis	1,70
Pilze	⌀ 2,60
Roggenkorn	1,50
Sojabohnen	1,86

100 g Lebensmittel	Vitamin D / µg
Austern	8,00
Bismarckhering	13,00
Butter	1,24
Eier	2,93
Emmentaler, 45%	1,10
Goldbarsch	2,30
Gouda, 40%	1,25
Heilbutt	5,00
Lachs	16,30
Lebertran	300,00
Makrele	4,00
Margarine	2,50
Pfifferlinge	2,10
Sardinen	10,75
Steinpilze	3,10

100 g Lebensmittel	Provitamin A / µg
Aprikosen	136
Brunnenkresse	823
Feldsalat	663
Grünkohl	1447
Hagebutten	800
Honigmelone	783
Kaki	266
Kopfsalat	245
Mango	205
Maracuja	108
Möhren, roh	1700
Sanddornbeeren	250
Spinat, gekocht	548
Tomaten, roh	114
100 g Lebensmittel	Vitamin A / µg
Bismarckhering	36
Lebertran	25500
Leberwurst, mager	1700
Rinder- / Schweineleber	15300 / 39100
Thunfisch	450

100 g Lebensmittel	Vitamin E / mg
Distelöl	44,47
Roggenkeime	12,60
Sonnenblumenkerne	21,80
Sonnenblumenöl	62,53
Weizenkeime	24,74
Weizenkeimöl	185,00

100 g Lebensmittel	Vitamin K/ µg
Brunnenkresse	250,00
Hagebutten	92,00
Kiwi	28,50
Möhren	16,86
Pflaumen	12,00
Rosenkohl, gekocht	570,00
Spinat, gekocht	335,00

100 g Lebensmittel	Biotin / µg
Bananen	5,50
Erdnüsse	34,00
Hafervollkornflocken	20,00
Haselnüsse	35,00
Leinsamen	10,00
Linsen	13,00
Pilze	Ø 15,00
Sonnenblumenkerne	10,00
Walnüsse	20,00
Weizenkorn	6,00

100 g Lebensmittel	Calcium / mg
Artischocken	53
Bohnen, grün	57
Brokkoli	105
Brunnenkresse/Gartenkresse	180/214
Buttermilch	109
Datteln	65
Feigen	54
Himbeeren	40
Kefir	38
Kohlrabi	68

100 g Lebensmittel	Jod / µg
Brokkoli	15
Feldsalat	35
Garnelen	130
Goldbarsch	99
Hummer	100
Kabeljau	120
Krabben	130
Lachs	32
Makrele	49
Pilze	Ø 10
Preiselbeeren	5
Scholle	190
Spinat	12
Steinbutt	35

100 g Lebensmittel	Magnesium / mg
Banane	36
Brunnenkresse/Gartenkresse	34/38
Cashewnüsse	267
Hafervollkornflocken	139
Kidneybohnen	180
Kohlrabi	43
Kürbiskerne	534
Leinsamen	350
Linsen	129
Naturreis	157
Pinienkerne	234
Roggenkörner	120
Rosenkohl	22
Sonnenblumenkerne	420
Weizenkörner	128

100 g Lebensmittel	Eisen / µg
Brokkoli	1300
Brunnenkresse/Gartenkresse	3140 / 2900
Datteln	1900
Himbeeren	1000
Johannisbeeren, schwarz	1290
Kohlrabi	900
Lauch	1000
Leinsamen	8200
Linsen	7500
Maracuja	1300
Möhren	2100
Rosenkohl	1100
Sojabohnen, getrocknet	6640
Spinat	4100
Pinienkerne	5200

Quellenverzeichnis

Buchtitel	ISBN
Gesundheit aus den Genen	3-517-01794-9
Obst und Gemüse als Medizin	3-517-01841-4
Power-Food!	3-7742-3664-X
Die Anti-Krebs-Diät	3-430-17154-7
Unsere Nahrung unser Schicksal	3-89189-003-6
Handbuch der Nährstoffe	3-7760-1666-3
Getreide	3-5700-6875-7
Die große Nährwerttabelle	3-7742-6048-6
GU-Kompaß Vitamine	3-7742-3183-4
GU-Kompaß Mineralstoffe	3-7742-3181-8
GU-Kompaß E-Nummern	3-7742-3183-4
Die aktuelle Vitamintabelle	3-524-71037-9
Das Ernährungsbuch	3462019570
Nahrungsmittel ABC	387943834X
Hilfe! Cholesterin	3-8025-1539-0
Kochbuch durchs Jahr	3548730124
Meine Gesundheit	3-87360-063-3
Essen und Trinken 2004 (DGE)	3-88749-190-4

Internet-Infos: www. dge.de ° greenpeace.de ° mineralwasser.com